大字版

中医临床实用经典丛书

清·王清任◎著

# 医林改错

中国健康传媒集团
中国医药科技出版社

**图书在版编目（CIP）数据**

医林改错／（清）王清任著．—北京：中国医药科技
出版社，2018.1

（中医临床实用经典丛书：大字版）

ISBN 978-7-5067-9690-3

I.①医… II.①王… III.①《医林改错》 IV.①R223.1

中国版本图书馆 CIP 数据核字（2017）第 265060 号

**美术编辑**　陈君杞

**版式设计**　锋尚设计

出版　**中国健康传媒集团** | **中国医药科技出版社**

地址　北京市海淀区文慧园北路甲 22 号

邮编　100082

电话　发行：010-62227427　邮购：010-62236938

网址　www.cmstp.com

规格　710×1000mm $^1/_{16}$

印张　4½

字数　44 千字

版次　2018 年 1 月第 1 版

印次　2024 年 5 月第 6 次印刷

印刷　大厂回族自治县彩虹印刷有限公司

经销　全国各地新华书店

书号　ISBN 978-7-5067-9690-3

定价　**10.00 元**

获取新书信息、投稿、
为图书纠错，请扫码
联系我们。

# 内容提要

《医林改错》为清代名医王清任所撰，成书于清道光庚寅年（公元1830年）。

全书分为上、下两卷，记载了王清任对一些古医籍中关于脏腑错误认识的纠正，气血脏腑学说的立论，以及他大量的临床经验，体现出王清任擅长于活血化瘀、补气活血的治疗特点，特别是王清任所创制的血府逐瘀汤、通窍活血汤、膈下逐瘀汤、补阳还五汤、少腹逐瘀汤、身痛逐瘀汤等方剂，为后世广泛流传。后世医家遵其理、执其方者，大多能取得很好的临床效验。本书具有较高的临床实用价值，是中医从业者必读古籍之一。

本次以《四库全书》收录的清道光庚寅年（1830年）京都隆福寺胡同三槐堂书铺刊本《医林改错》为底本，参校他本，整理而成。

作者小像

# 出版者的话

中医学是中国优秀文化的重要组成部分，传承发展中医药事业是适应时代发展要求的历史使命。中医古籍经典是中医药学发展的根基，中医临床则是其长久发展的核心力量。传承中医，要从读经典入手，文以载道，"自古医家出经典"，中医传统思维尽在于医籍，因此经典要读。临床医学关键在"用"，涉及临床实用的医籍也要读，吸纳先贤行医经验，切于临证，方可学以致用。因此，"经"与"用"，二者皆重。

以"经""用"并重为原则，我社特整理出版了"中医临床实用经典丛书"。本套丛书共计45种，其所选书目涵盖了历代医家推崇、尊为必读的经典著作，同时侧重遴选了切于临床实用的医著作品。为方便读者诵读，特将本套丛书设计为大字版本，行格舒朗，层次分明。

本次整理，力求原文准确，每种古籍均遴选精善底本，若底本与校本有文字存疑之处，择善而从。整理原则如下。

1. 全书采用简体横排，加用标点符号。底本中的繁体字、异体字径改为规范简体字，古字以今字律齐。凡古籍中所见"右药""右件"等字样中，"右"均改为"上"。

2. 凡底本、校本中有明显的错字、讹字，经校勘无误后予以径改，不再出注。

3. 古籍中出现的中医专用名词术语规范为现通用名。如"藏府"改为"脏腑"，"荜拔"改为"荜茇"，"旋复花"改为"旋覆花"等。

4. 凡方药中涉及国家禁猎及保护动物（如虎骨、羚羊角等）之处，为保持古籍原貌，未予改动。但在临床应用时，应使用相关代用品。

希望本丛书的出版，能够为诵读医籍经典、切于临床实用提供强有力的支持，为培养中医临床人才贡献一份力量。在此过程中，我们也期待读者诸君的帮助和指点。

中国医药科技出版社
2017年10月

# 叙

　　余读勋臣先生《医林改错》一书，而叹天下事，有人力为之者，有天意成之者。先生是书，功莫大于图绘脏腑诸形。其所以能绘诸形者，则由于亲见，其所以得亲见者，则由于稻地镇之一游也。此岂非天假之缘，而使数千载之误，由先生而正之哉！惟膈膜一事，留心三十年，未能查验的确，又得恒敬公确示一切，而后脏腑诸形得以昭晰无疑，此非有天意玉成其间哉！至先生立方医疾，大抵皆以约治博。上卷著五十种血瘀之症，以三方治之。下卷论半身不遂，以一方治之，并审出未病以前四十种气虚之形症，非细心何能至此。论吐泻转筋，治分攻补两途，方由试验中来。论小儿抽风非中风，以大补元气一方治之，以不能言之儿，查出二十种气虚之形症，平素细心不问可知。论痘非胎毒、痘浆非血化，以六方治古人不治之六十种逆痘，颇有效者。先生之书，大抵补前人之未及，而在气虚血瘀之症为多，今特揭诸篇首。

知非子书

# 自 序

　　余著《医林改错》一书，非治病全书，乃记脏腑之书也。其中当尚有不实不尽之处，后人倘遇机会，亲见脏腑，精察增补，抑又幸矣！记脏腑后，兼记数症，不过示人以规矩，令人知外感内伤，伤人何物，有余不足，是何形状。至篇中文义多粗浅者，因业医者学问有浅深也。前后语句多复重者，恐心粗者前后不互证也。如半身不遂内，有四十种气亏之症，小儿抽风门有二十种气亏之症，如遇杂症，必于六十种内互考参观，庶免谬误。望阅是书者，须详审焉。

玉田王清任书

# 目　录

## 上卷

## 下卷

# 上卷

## 医林改错脏腑记叙

古人曰：既不能为良相，愿为良医。以良医易而良相难。余曰：不然。治国良相，世代皆有，著书良医，无一全人。其所以无全人者，因前人创著医书，脏腑错误，后人遵行立论，病本先失。病本既失，纵有绣虎雕龙之笔，裁云补月之能，病情与脏腑，绝不相符。此医道无全人之由来也。

夫业医诊病，当先明脏腑。尝阅古人脏腑论及所绘之图，立言处处自相矛盾。如古人论脾胃，脾属土，土主静而不宜动，脾动则不安。既云脾动不安，何得下文又言脾闻声则动，动则磨胃化食，脾不动则食不化？论脾之动静，其错误如是。其论肺，虚如蜂窠，下无透窍，吸之则满，呼之则虚。既云下无透窍，何得又云肺中有二十四孔，行列分布，以行诸脏之气？论肺之孔窍，其错误又如是。其论肾有两枚，即腰子，两肾为肾，中间动气为命门。既云中间动气为命门，何得又云左肾为肾，右肾为命门？两肾一体，如何两立其名，有何凭据？若以中间动气为命门，藏动气者又何物也？其论肾错误又如是。其论肝，左右有两经，即血管，从两胁肋起，上贯头目，下由少腹环绕阴器，至足大趾而止。既云肝左右有两经，何得又云肝居于左，左胁属肝？论肝分左右，其错误又如是。其论心，为君主之官，神明出焉。意藏于心，意是心之机，意之所专曰志，志之动变曰思，以思谋远曰虑，用虑处物曰智，五者皆藏于心。既藏于心，何得又云脾藏意智、肾主伎巧、肝主谋虑、胆主决断？据所论，处处皆有灵机，究竟未说明生灵机者何物，藏灵机者何所，若用灵机，外有何神情，其论心如此含混。其论胃，主腐熟水谷，又云脾动磨胃化食，胃之上口名曰贲门，饮食入胃，精气从贲门上输于脾肺，宣播于诸脉。此段议论无情无理。胃下口名曰幽门，即小肠上口。其论小肠，为受盛之官，化物出焉。言饮食入小肠化粪，下至阑门，即小肠下口，分别清浊，粪归大肠，自肛门出，水归膀胱为尿。如此论，尿从粪中渗出，其气当臭。尝用童子小便，并问及自饮小便之人，只言味咸，其气不臭。再者，食与水合化为粪，粪必稀溏作泻，在鸡鸭无小便则可，在马牛无小便则不可，何况乎人？看"小肠化食，水自阑门出"一节，真是千古笑谈。其论心包络，细筋如丝，与心肺相连者心包络也。又云心外黄脂是心包络。又云心下横膜之上，竖膜之下，黄脂是心包络。又云膻中有名无形者，乃心包络也。既云有名无形，何得又云手中指之经，乃是手厥阴心包络之经也？论心包络竟有如许之多，究竟心包络是何物，何能有如许之多耶？其论三焦更为可笑。《灵枢》曰：手少阴三焦主乎上，足太阳三焦主乎下，已是两三焦矣。《难经·三十一难》论三焦：上焦在胃之上，主内而不出；中焦在胃中脘，主腐熟水谷；下焦在脐下，主分别清浊。又云：三焦者，水谷之道路。此论三焦是有形之物。又云：两肾中间动气，是三焦之本。此论三焦是无形之气。在《难经》一有形、一无形，又是两三焦。王叔和所谓有名无状之三焦者，盖由此也。至陈无择以脐下脂膜为三焦，袁淳甫以人身着

中医临床实用经典丛书（大字版）

医林改错

内一层，形色最赤者为三焦，虞天民指空腔子为三焦，金一龙有前三焦、后三焦之论。论三焦者，不可以指屈，有形无形，诸公尚无定准，何得云手无名指之经，是手少阳三焦之经也？其中有自相矛盾者，有后人议驳而未当者。总之，本源一错，万虑皆失。

余尝有更正之心，而无脏腑可见。自恨著书不明脏腑，岂不是痴人说梦，治病不明脏腑，何异于盲子夜行。虽竭思区画，无如之何。十年之久，念不少忘。至嘉庆二年丁巳，余年三十，四月初旬，游于滦州之稻地镇，其时彼处小儿正染瘟疹痢症，十死八九，无力之家多半用代席裹埋。代席者，代棺之席也。彼处乡风，更不深埋，意在犬食，利于下胎不死。故各义冢中，破腹露脏之儿，日有百余。余每日压马过其地，初未尝不掩鼻。后因念及古人所以错论脏腑，皆由未尝亲见，遂不避污秽，每日清晨，赴其义冢，就群儿之露脏者细视之。犬食之余，大约有肠胃者多，有心肝者少，互相参看。十人之内，看全不过三人，连视十日，大约看全不下三十余人。始知医书中所绘脏腑形图，与人之脏腑全不相合，即件数多寡亦不相符。

惟胸中膈膜一片，其薄如纸，最关紧要。及余看时皆已破坏，未能验明在心下心上、是斜是正，最为遗憾。至嘉庆四年六月，余在奉天府，有辽阳州一妇，年二十六岁，因疯疾打死其夫与翁，解省拟剐。跟至西关，忽然醒悟。以彼非男子，不忍近前。片刻，行刑者提其心与肝、肺从面前过，细看与前次所看相同。后余在京，时嘉庆庚辰年，有打死其母之剐犯，行刑于崇文门外吊桥之南。却得近前，及至其处，虽见脏腑，膈膜已破，仍未得见。道光八年五月十四日，剐逆犯张格尔，及至其处，不能近前。自思一篑未成，不能终止。不意道光九年十二月十三日夜间，有安定门大街板厂胡同恒宅请余看症，因谈及膈膜一事，留心四十年，未能审验明确。内有江宁布政司恒敬公，言伊曾镇守哈密，领兵于喀什噶尔，所见诛戮逆尸最多，于膈膜一事，知之最悉。余闻言喜出望外，即拜叩而问之。恒公鉴余苦衷，细细说明形状。

余于脏腑一事，访验四十二年，方得的确，绘成全图。意欲刊行于世，惟恐后人未见脏腑，议余故叛经文。欲不刊行，复虑后世业医受祸，相沿又不知几千百年。细思黄帝虑生民疾苦，平素以《灵枢》之言下问岐伯、鬼臾区，故名《素问》。二公如知之的确，可对君言，知之不确，须待参考，何得不知妄对，遗祸后世。继而秦越人著《难经》，张世贤割裂《河图洛书》为之图注，谓心肝肺以分两计之，每件重几许，大小肠以尺丈计之，每件长若干，胃大几许，容谷几斗几升。其言仿佛是真，其实脏腑未见，以无凭之谈，作欺人之事，利己不过虚名，损人却属实祸。窃财犹谓之盗，偷名岂不为贼。千百年后，岂无知者？今余刻此图，并非独出己见，评论古人之短长，非欲后人知我，亦不避后人罪我，惟愿医林中人，一见此图，胸中雪亮，眼底光明，临症有所遵循，不致南辕北辙，出言含混，病或少失，是吾之厚望。幸仁人君子，鉴而谅之。

时道光庚寅孟冬直隶玉田县王清任书于京邸知一堂

## ⊱ 古人脏腑图 ⊰

古人所绘脏腑图形如此：

肺六叶两耳，凡八叶

胆附于肝之短叶

膀胱　溺孔

胆

肾　肾

肝左三叶，右四叶，凡七叶

肝

## ꙮ 亲见改正脏腑图 共二十四件 ꙮ

余将亲见诸脏腑显隐之形，绘于其后。

左气门、右气门两管，归中一管入心，由心左转出横行后接卫总管。心长在气管之下，非在肺管之下，心与肺叶上棱齐。

右气门　左气门

心

中医临床实用经典丛书（大字版）

医林改错

肺管至肺分两杈，入肺两叶，直贯到底，皆有节。管内所存，皆轻浮白沫，如豆腐沫，有形无体。两大叶，大面向背，小面向胸，上有四尖向胸，下一小片亦向胸。

肺外皮实无透窍，亦无行气之二十四孔。

膈膜以上仅止肺、心、左右气门，余无他物。其余皆膈膜以下物，人身膈膜是上下界物。

肝四叶，胆附于肝右边第二叶，总提长于胃上，肝又长于总提之上。大面向上，后连于脊。肝体坚实，非肠、胃、膀胱可比，绝不能藏血。

胃府之体质，上口贲门在胃上正中，下口幽门亦在胃上偏右，幽门之左寸许，名津门。胃内津门之左，有疙瘩如枣，名遮食。胃外津门左，名总提，肝连于其上。

胃在腹，是平铺卧长，上口向脊，下口向右，底向腹，连出水道。

脾中有一管，体象玲珑，易于出水，故名珑管。脾之长短与胃相等，脾中间一管，即是珑管。另画珑管者，谓有出水道，令人易辨也。

气府，俗名鸡冠油，下棱抱小肠，气府内，小肠外，乃存元气之所。元气化食，人身生命之源，全在于此。

此系小肠，外有气府包裹之

中医临床实用经典丛书（大字版）

医林改错

中是珑管，水由珑管分流两边出水道，由出水道渗出，沁入膀胱为尿。出水道中有回血管，其余皆系水管。

大肠上口，即小肠下口，名阑门。大肠下口，即肛门。

膀胱有下口，无上口，下口归玉茎。精道下孔，亦归玉茎。精道在妇女，名子宫。

两肾凹处，有气管两根，通卫总管。两旁肾体坚实，内无孔窍，绝不能藏精。

舌后白片，名曰会厌，乃遮盖左右气门、喉门之物。

古人言经络是血管，由每脏腑向外长两根，惟膀胱长四根。余亲见百余脏腑，并无向外长血管之形，故书于图后以记之。

## 会厌、左气门、右气门、卫总管、荣总管、气府、血府记

欲知脏腑体质，先明出气、入气与进饮食之道路。古人谓舌根后名曰喉，喉者候也，候气之出入，即肺管上口是也。喉

之后名曰咽，咽者嚥也，嚥饮食入胃，即胃管上口是也。谓咽以纳食，喉以纳气，为千古不易之定论。自《灵枢》《素问》至今，二千年来，无人知其错而改正者。如咽嚥饮食入胃，人所共知，惟喉候气之出入一节，殊欠明白。不知肺两叶大面向背，上有四尖向胸，下一小片亦向胸，肺管下分为两杈，入肺两叶，每杈分九中杈，每中杈分九小杈，每小杈长数小枝，枝之尽头处并无孔窍，其形仿佛麒麟菜，肺外皮亦无孔窍，其内所存皆轻浮白沫，肺下实无透窍，亦无行气之二十四孔。先贤论吸气则肺满，呼气则肺虚，此等错误，不必细辨。人气向里吸，则肚腹满大，非肺满大；气向外呼，则肚腹虚小，非肺虚小。出气，入气，吐痰，吐饮，唾津，流涎，与肺毫无干涉。肺管之后，胃管之前，左右两边凹处，有气管两根，其粗如箸，上口在会厌之下，左曰左气门，右曰右气门，痰饮津涎，由此气管而出。古人误以咳嗽、喘急、哮吼等症为肺病者，因见其症自胸中来。再者，临证查有外感，用发散而愈；有燥痰，用清凉而愈；有积热，用攻下而愈；有气虚，用补中而愈；有阴亏，用滋阴而愈；有瘀血，用逐瘀而愈。扬扬得意，立言著书，以为肺病无疑。不知左气门、右气门两管，由肺管两旁下行至肺管前面半截处，归并一根，如树两杈归一本，形粗如箸，下行入心，由心左转出，粗如笔管，从心左后行，由肺管左边过肺入脊前，下行至尾骨，名曰卫总管，俗名腰管。自腰以下，向腹长两管，粗如箸。上一管通气府，俗名鸡冠油，如倒提鸡冠花之状。气府乃抱小肠之物，小肠在气府是横长，小肠外、气府内，乃存元气之所。

元气即火，火即元气，此火乃人生命之源。食由胃入小肠，全仗元气蒸化，元气足则食易化，元气虚则食难化。此记向腹之上一管。下一管，大约是通男子之精道，女子之子宫。独此一管，细心查看，未能查验的确，所以疑似，以俟后之业医者，倘遇机会，细心查看再补。卫总管，对背心两边有两管，粗如箸，向两肩长；对腰有两管，通连两肾；腰下有两管，通两胯；腰上对脊正中，有十一短管连脊，此管皆行气、行津液。气足火旺，将津液煎稠，稠者名曰痰；气虚火衰，不能煎熬津液，津液必稀，稀者名曰饮。痰饮在管，总以管中之气上攻，上行过心，由肺管前气管中出左右气门。痰饮津涎，本气管中物，古人何以误为肺中物，因不知肺管前有气管相连而长，止知痰饮津涎自胸中来，便疑为肺中物，总是未亲见脏腑之故。手握足步，头转身摇，用行舍藏，全凭此气。人气向里吸则气府满，气府满，则肚腹大；气向外呼则气府虚，气府虚则肚腹小。卫总管，行气之府，其中无血。若血归气府，血必随气而出，上行则吐血、衄血，下行则溺血、便血。卫总管之前，相连而长，粗如箸，名曰荣总管，即血管，盛血，与卫总管长短相等，其内之血，由血府灌溉。血府即人胸下膈膜一片，其薄如纸，最为坚实，前长与心口凹处齐，从两胁至腰上，顺长如坡，前高后低，低处如池，池中存血，即精汁所化，名曰血府。精汁详"胃津门"条下。前所言会厌，即舌后之白片，乃遮盖左右气门、喉门之物也。

## ᨹ∘ 津门、津管、遮食、总提、珑管、出水道记 ∘ᨹ

咽下胃之一物，在禽名曰嗉，在兽名曰肚，在人名曰胃。古人画胃图，上口在胃上，名曰贲门；下口在胃下，名曰幽门。言胃上下两门，不知胃是三门。画胃竖长，不知胃是横

中医临床实用经典丛书（大字版）

医林改错

长，不但横长，在腹是平铺卧长。上口贲门向脊，下底向腹。下口幽门亦在胃上，偏右胁向脊。幽门之左寸许，另有一门，名曰津门。津门上有一管，名曰津管，是由胃出精汁水液之道路。津管一物，最难查看，因上有总提遮盖。总提俗名胰子，其体长于贲门之右，幽门之左，正盖津门。总提下前连气府，提小肠，后接提大肠；在胃上，后连肝，肝连脊，此是膈膜以下，总提连贯胃肝大小肠之体质。饮食入胃，食留于胃，精汁水液，先由津门流出入津管。津管寸许，外分三杈。精汁清者，入髓府化髓；精汁浊者由上杈卧则入血府，随血化血；其水液，由下杈从肝之中间，穿过入脾。脾中间有一管，体相玲珑，名曰珑管。水液由珑管分流两边，入出水道。出水道形如鱼网，俗名网油。水液由出水道渗出，沁入膀胱，化而为尿。出水道出水一段，体查最难。

自嘉庆二年看脏腑时，出水道有满水铃铛者，有无水铃铛者，于理不甚透彻。以后诊病，查看久病寿终之人，临时有多饮水者，有少饮水者，有不饮水者，故后其水仍然在腹。以此与前所看者参考，与出水道出水一节，虽然近理，仍不敢为定准。后以畜较之，遂喂遂杀之畜，网油满水铃铛，三四日不喂之畜，杀之无水铃铛，则知出水道出水无疑。前言饮食入胃，食留于胃，精汁水液，自津门流出。津门既孔如箸大，能向外流精汁水液，稀粥岂不能流出？津门虽孔如箸大，其处胃体甚厚，四围靠挤缩小，所以水能出而食不能出。况胃之内，津门之左一分远有一疙瘩，形如枣大，名曰遮食，乃挡食放水之物，待精汁水液流尽，食方腐熟，渐入小肠，化而为粪。小肠何以化食为粪？小肠外有气府，气府抱小肠，小肠外、气府内，乃存元气之所，元气化食。此处与前气府参看。化粪入大肠，自肛门出。此篇记精汁由胃出津门，生精生血；水液由珑管出水道，入膀胱为尿；食由胃入小肠，元气蒸化为粪之原委也。

#  脑 髓 说

灵机记性不在心在脑一段，本不当说，纵然能说，必不能行。欲不说，有许多病，人不知源，思至此，又不得不说。不但医书论病，言灵机发于心，即儒家谈道德，言性理，亦未有不言灵机在心者。因始创之人，不知心在胸中，所办何事。不知咽喉两旁，有气管两根，行至肺管前，归并一根，入心，由心左转出，过肺入脊，名曰卫总管，前通气府、精道，后通脊，上通两肩，中通两肾，下通两腿，此管乃存元气与津液之所。气之出入，由心所过，心乃出入气之道路，何能生灵机、贮记性？灵机记性在脑者，因饮食生气血，长肌肉，精汁之清者，化而为髓，由脊骨上行入脑，名曰脑髓。盛脑髓者，名曰髓海。其上之骨，名曰天灵盖。两耳通脑，所听之声归于脑。脑气虚，脑缩小。脑气与耳窍之气不接，故耳虚聋，耳窍通脑之道路中若有阻滞，故耳实聋。两目即脑汁所生，两目系如线，长于脑，所见之物归于脑，瞳人白色是脑汁下注，名曰脑汁入目。鼻通于脑，所闻香臭归于脑。脑受风热，脑汁从鼻流出，涕浊气臭，名曰脑漏。看小儿初生时，脑未全，囟门软，目不灵动，耳不知听，鼻不知闻，舌不言。至周岁，脑渐生，囟门渐长，耳稍知听，目稍有灵动，鼻微知香臭，舌能言一二字。至三四岁，脑髓渐满，囟门长全，耳能听，目有灵动，鼻知香臭，言语成句。所以小儿无记性者，脑髓未满；高年无记性者，脑髓渐空。李时珍曰：脑为元神之府。金正希曰：人之记性皆在脑中。汪讱庵曰：今人每记忆往事，必闭目上瞪而思索之。脑髓中一时无气，不但无灵机，必死一时，一刻无气，必死一刻。

试看痫症，俗名羊羔风，即是元气一时不能上转入脑髓。抽时正是活人死脑袋。活人者，腹中有气，四肢抽搐；死脑袋者，脑髓无气，耳聋、眼天吊如死。有先喊一声而后抽者，因脑先无气，胸中气不知出入，暴向外出也。正抽时，胸中有漉漉之声者，因津液在气管，脑无灵机之气，使津液吐咽，津液逗留在气管，故有此声。抽后头疼昏睡者，气虽转入于脑，尚未足也。小儿久病后，元气虚抽风，大人暴得气厥，皆是脑中无气，故病人毫无知识。以此参考，岂不是灵机在脑之证据乎！

# 气血合脉说

脉之形，余以实情告后人，若违心装神仙，丧天良评论，必遭天诛。

气府存气，血府存血。卫总管由气府行周身之气，故名卫总管。荣总管由血府行周身之血，故名荣总管。卫总管体厚形粗，长在脊骨之前，与脊骨相连，散布头面四肢，近筋骨长，即周身气管。荣总管体薄形细，长在卫总管之前，与卫总管相连，散布头面四肢，近皮肉长，即周身血管。气在气府，有出有入，出入者，呼吸也。目视耳听，头转身摇，掌握足步，灵机使气之动转也。血自血府入荣总管，由荣总管灌入周身血管，渗于管外，长肌肉也。气管近筋骨生，内藏难见。血管近皮肉长，外露易见。气管行气，气行则动；血管盛血，静而不动。头面四肢按之跳动者，皆是气管，并非血管。如两眉棱骨后凹处，俗名两太阳，是处肉少皮连骨，按之跳动，是通头面之气管。两足大趾次趾之端，是处肉少皮连骨，按之跳动，是通两足之气管。两手腕横纹高骨之上，是处肉少皮连骨，按之跳动，是通两手之气管。其管有粗有细，有直有曲，各人体质不同。胳膊肘下近手腕肉厚，气管外露者短。胳膊肘下近手腕肉薄，气管外露者长。如外感中人，风入气管，其管必粗，按之出肤。寒入气管，管中津液必凝，凝则阻塞其气，按之跳动必慢。火入气管，火气上炙，按之跳动必急。人壮邪气胜，管中气多，按之必实大有力。人弱正气衰，管中气少，按之必虚小无力。久病无生机之人，元气少，仅止上行头面两手，无气下行，故足面按之不动。若两手腕气管上，按之似有似无，或细小如丝，或指下微微乱动，或按之不动，忽然一跳，皆是气将绝之时。此段言人之气管，生平有粗细、曲直之不同。管有短长者，因手腕之肉有薄厚也。按之大小者，虚实也。跳动之急慢者，寒火之分也。前所言明明是脉，不言脉者，因前人不知人有左气门、右气门、血府、气府、卫总管、荣总管、津门、津管、总提、遮食、珑管、出水道，在腹是何体质，有何用处。论脏腑、包络，未定准是何物。论经络、三焦，未定准是何物。并不能指明经络是气管、血管。论脉理，首句便言脉为血府，百骸贯通。言脉是血管，气血在内流通，周而复始。若以流通而论，此处血真能向彼处流，彼处当有空隙之地，有空隙之地，则是血虚，无空隙之地，血流归于何处？古人并不知脉是气管，竟著出许多《脉诀》，立言虽多，论部位一人一样，并无相同者。

古人论脉二十七字，余不肯深说者，非谓古人无容足之地，恐后人对症无谈脉之言，诊脉断死生易，知病难。治病之要诀，在明白气血，无论外感、内伤，要知初病伤人何物，不能伤脏腑，不能伤筋骨，不能伤皮肉，所伤者无非气血。气有虚实，实者邪气实，虚者正气虚。正气虚，当与"半身不遂门"四十种气虚之症、"小儿抽风门"二十种气虚之症，互相参考。血有亏瘀，血亏必有亏血之因，或因吐血、衄血，或溺血、便血，或破伤流血过多，或崩漏、产后伤血过多；若血瘀，有血瘀之症可查，后有五十种血瘀症互相参考。惟血府之血，瘀而不活，最难分别。后半日发烧，前半夜更甚，后半夜轻，前半日不烧，此是血府血瘀；血瘀之轻者，不分四段，惟日落前后烧两时，再轻者，或烧一时，此内烧兼身热而言；若午后身凉，发烧片刻，乃气虚参芪之症；若天明身不热，发烧止一阵，乃参附之症。不可混含从事。

## 心无血说

余友薛文煌，字朗斋，通州人，素知医。道光十年二月，因赴山东，来舍辞行。闲谈言及古人论生血之源，有言心生血、脾统血者，有言脾生血、心统血者，不知宗谁？余曰：皆不可宗。血是精汁入血府所化，心乃是出入气之道路，其中无血。朗斋曰：吾兄所言不实，诸物心皆有血，何独人心无血？余曰：弟指何物心有血？曰：古方有遂心丹治癫狂，用甘遂末，以猪心血和为丸，岂不是猪心有血之凭据？余曰：此古人之错，非心内之血，因刀刺破其心，腔子内血流入于心，看不刺破之心，内并无血，余见多多。试看杀羊者，割其颈项，不刺心，心内亦无血。又曰：不刺心，何死之速？余曰：满腔血从刀口流，所以先流者速，继而周身血退还腔子，所以后流者迟，血尽气散，故死之速。如人斗殴破伤，流血过多，气散血亡，渐至抽风，古人立名曰破伤风，用散风药治死受伤者，凶手拟抵，治一个，即是死两个。若明白气散血亡之义，即用黄芪半斤，党参四两，大补其气，救一人岂不是救两人。朗斋点首而别。

# 方叙

余不论三焦者，无其事也。在外分头面四肢，周身血管；在内分膈膜上、下两段，膈膜以上，心肺咽喉，左右气门，其余之物，皆在膈膜以下。立通窍活血汤，治头面四肢周身血管血瘀之症；立血府逐瘀汤，治胸中血府血瘀之症；立膈下逐瘀汤，治肚腹血瘀之症。病有千状万态，不可以余为全书。查证有王肯堂《证治准绳》，查方有周定王朱橚《普济方》，查药有李时珍《本草纲目》，三书可谓医学之渊源。可读可记有国朝之《医宗金鉴》，理足方效有吴又可《瘟疫论》。其余名家，虽未见脏腑，而攻发补泻之方，效者不少。余何敢云著书，不过因著《医林改错·脏腑图记》后，将平素所治气虚、血瘀之症，记数条示人以规矩，并非全书。不善读者，以余之书为全书，非余误人，是误余也。

# 通窍活血汤所治之症目

通窍活血汤所治之病，开列于后。

## 头发脱落

伤寒、瘟病后头发脱落，名医书皆言伤血，不知皮里肉外血瘀，阻塞血路，新血不能养发，故发脱落。无病脱发，亦是血瘀。用药三付，发不脱，十付必长新发。

## 眼疼白珠红

眼疼白珠红，俗名暴发火眼。血为火烧，凝于目珠，故白珠红色。无论有云翳、无云翳，先将此药吃一付，后吃加味止痛没药散，一日二付，三两日必痊愈。

## 糟鼻子

色红是瘀血，无论三二十年，此方服三付可见效，二三十付可痊愈。舍此之外，并无验方。

## 耳聋年久

耳孔内小管通脑，管外有瘀血，靠挤管闭，故耳聋。晚服此方，早服通气散，一日两付，三二十年耳聋可愈。

## 白癜风

血瘀于皮里，服三五付可不散漫再长，三十付可痊愈。

## 紫癜风

血瘀于肤里，治法照白癜风，无不应手取效。

## 紫印脸

脸如打伤血印，色紫成片，或满脸皆紫，皆血瘀所致。如三五年，十付可愈；若十余年，三二十付必愈。

## 青记脸如墨

血瘀症，长于天庭者多，三十付可愈。白癜、紫癜、紫印、青记，自古无良方者，不知病源也。

## 牙疳

牙者骨之余，养牙者血也。伤寒、瘟疫、痘疹、瘟块，皆能烧血，血瘀牙床紫，血死牙床黑，血死牙脱，人岂能活？再用凉药凝血，是促其死也。遇此症，将此药晚服一付，早服血府逐瘀汤一付，白日煎黄芪八钱，徐徐服之，一日服完。一日三付，三日可见效，十日大见效，一月可痊愈。纵然牙脱五七个，不穿腮者皆可活。

## 出气臭

血府血瘀，血管血必瘀，气管与血管相连，出气安得不臭？即风从花里过来香之义。晚服此方，早服血府逐瘀汤，三五日必效。无论何病，闻出臭气，照此法治。

## 妇女干劳

经血三四月不见，或五六月不见，咳嗽急喘，饮食减少，四肢无力，午后发烧，至晚尤甚，将此方吃三付，或六付，至重者九付，未有不痊愈者。

## 男子劳病

初病四肢酸软无力，渐渐肌肉消瘦，饮食减少，面色黄白，咳嗽吐沫，心烦急躁，午后潮热，天亮汗多，延医调治，始而滋阴，继而补阳，补之不效，则云虚不受补，无可如何。可笑著书者，不分别因弱致病，因病致弱。果系伤寒、瘟疫大病后，气血虚弱，因虚弱而病，自当补弱而病可痊。本不弱而生病，因病久致身弱，自当去病，病去而元气自复。查外无表证，内无里证，所见之症，皆是血瘀之症。常治此症，轻者九付可愈，重者十八付可愈。吃三付后，如果气弱，每日煎黄芪八钱，徐徐服之，一日服完，此攻补兼施之法。若气不甚弱，黄芪不必用，以待病去，元气自复。

## 交节病作

无论何病，交节病作，乃是瘀血。何以知其是瘀血？每见因血结吐血者，交节亦发，故知之。服三付不发。

## 小儿疳症

疳病初起，尿如米泔，午后潮热，日久青筋暴露，肚大坚硬，面色青黄，肌肉消瘦，皮毛憔悴，眼睛发直。古人以此症，在大人为劳病，在小儿为疳疾，照前症再添某病，则曰某疳，如脾疳、疳泻、疳肿、疳痢、肝疳、心疳、疳渴、肺疳、肾疳、疳热、脑疳、眼疳、鼻疳、牙疳、脊疳、蛔疳、无辜疳、丁奚疳、哺露疳，分病十九条，立五十方，方内多有栀子、黄连、羚羊、石膏大寒之品。因论病源系乳食过饱，肥甘无节，停滞中脘，传化迟滞，肠胃渐伤，则生积热，热盛成疳，则消耗气血，煎灼津液，故用大寒以清积热。余初时对症用方，无一效者。后细阅其论，因饮食无节，停滞中脘，此论是停食，不宜大寒之品。以传化迟滞，肠胃渐伤，则生积热之句而论，当是虚热，又不宜用大寒之品。后遇此症，细心审查，午后潮热，至晚尤甚，乃瘀血也。青筋暴露，非筋也，现于皮肤者，血管也，血管青者，内有瘀血也。至肚大坚硬成块，皆血瘀凝结而成。用通窍活血汤，以通血管；用血府逐瘀汤，去午后潮热；用膈下逐瘀汤，消化积块。三方轮服，未有不愈者。

## 通窍活血汤方

赤芍一钱　川芎一钱　桃仁三钱，研泥　红花三钱　老葱三根，切碎　鲜姜三钱，切碎　红枣七个，去核　麝香五厘，绢包

用黄酒半斤，将前七味煎一盅，去渣，将麝香入酒内，再煎二沸，临卧服。方内黄酒，各处分两不同，宁可多二两，不可少，煎至一盅，酒亦无味，虽不能饮酒之人，亦可服。方内麝香，市井易于做假，一钱真，可合一两假，人又不能辨。此方麝香最要紧，多费数文，必买好的方妥，若买当门子更佳。大人一连三晚，吃三付，隔一日再吃三付。若七八岁小儿，两晚吃一付；三两岁小儿，三晚吃一付。麝香可煎三次，再换新的。

方歌

通窍全凭好麝香，桃红大枣老葱姜，川芎黄酒赤芍药，表里通经第一方。

## 加味止痛没药散　治初起眼疼，白珠红，后起云翳。

没药三钱　血竭三钱　大黄三钱　朴硝二钱　石决明三钱，煅

为末，分四付，早晚清茶调服。眼科外症，千古一方。

**通气散**  治耳聋不闻雷声。余三十岁立此方。

柴胡一两  香附一两  川芎五钱

为末，早晚开水冲服三钱。

## 血府逐瘀汤所治之症目

血府逐瘀汤所治之病，开列于后。

### 头疼

头疼有外感，必有发热恶寒之表证，发散可愈；有积热，必舌干口渴，用承气可愈；有气虚，必似痛不痛，用参、芪可愈。查患头疼者，无表证，无里证，无气虚、痰饮等症，忽犯忽好，百方不效，用此方一剂而愈。

### 胸疼

胸疼在前面，用木金散可愈；后通背亦疼，用栝楼薤白白酒汤可愈；在伤寒，用栝楼、陷胸、柴胡等，皆可愈。有忽然胸疼，前方皆不应，用此方一付，疼立止。

### 胸不任物

江西巡抚阿霖公，年七十四，夜卧露胸可睡，盖一层布压则不能睡，已经七年，召余诊之，此方五付痊愈。

### 胸任重物

一女二十二岁，夜卧令仆妇坐于胸方睡，已经二年，余亦用此方，三付而愈。设一齐问病源，何以答之。

### 天亮出汗

醒后出汗，名曰自汗。因出汗醒，名曰盗汗。盗散人之气血，此是千古不易之定论。竟有用补气、固表、滋阴、降火，服之不效，而反加重者，不知血瘀亦令人自汗、盗汗，用血府逐瘀汤，一两付而汗止。

## 食自胸右下

食自胃管而下，宜从正中。食入咽，有从胸右边咽下者，胃管在肺管之后，仍由肺叶之下转入肺前，由肺下至肺前出膈膜入腹，肺管正中，血府有瘀血，将胃管挤靠于右。轻则易治，无碍饮食也；重则难治，挤靠胃管，弯而细，有碍饮食也。此方可效，痊愈难。

## 心里热 名曰灯笼病

身外凉，心里热，故名灯笼病，内有血瘀。认为虚热，愈补愈瘀；认为实火，愈凉愈凝。三两付血活热退。

## 瞀闷

即小事不能开展，即是血瘀，三付可好。

## 急躁

平素和平，有病急躁，是血瘀，一二付必好。

## 夜睡梦多

夜睡梦多，是血瘀。此方一两付痊愈，外无良方。

## 呃逆 俗名打咯忒

因血府血瘀，将通左气门、右气门归并心上一根气管，从外挤严，吸气不能下行，随上出，故呃气。若血瘀甚，气管闭塞，出入之气不通，闷绝而死。古人不知病源，以橘皮竹茹汤、承气汤、都气汤、丁香柿蒂汤、附子理中汤、生姜泻心汤、代赭旋覆汤、大小陷胸等汤治之，无一效者。相传咯忒伤

中医临床实用经典丛书（大字版）

医林改错

寒、咯忒瘟病，必死。医家因古无良法，见此症则弃而不治。无论伤寒、瘟疫、杂症，一见呃逆，速用此方，无论轻重，一付即效。此余之心法也。

## 饮水即呛

饮水即呛，乃会厌有血滞，用此方极效。古人评论全错，余详于痘症条。

## 不眠

夜不能睡，用安神养血药治之不效者，此方若神。

## 小儿夜啼

何得白日不啼？夜啼者，血瘀也。此方一两付痊愈。

## 心跳心忙

心跳心忙，用归脾安神等方不效，用此方百发百中。

## 夜不安

夜不安者，将卧则起，坐未稳又欲睡，一夜无宁刻，重者满床乱滚，此血府血瘀。此方服十余付可除根。

## 俗言肝气病

无故爱生气，是血府血瘀，不可以气治。此方应手效。

## 干呕

无他症，惟干呕、血瘀之症。用此方化血，而呕立止。

## 晚发一阵热

每晚内热，兼皮肤热一时，此方一付可愈，重者两付。

上卷

025

## 血府逐瘀汤方

当归三钱　生地三钱　桃仁四钱　红花三钱　枳壳二钱

赤芍二钱　柴胡一钱　甘草二钱　桔梗一钱半　川芎

一钱半　牛膝三钱

水煎服。

**方歌**

血府当归生地桃，红花甘草壳赤芍，柴胡芎桔牛膝等，血
化下行不作劳。

## 膈下逐瘀汤所治之症目

膈下逐瘀汤所治之症，开列于后。

### 积块

积聚一症，不必论古人立五积、六聚、七癥、八瘕之
名，亦不议驳其错，驳之未免过烦。今请问在肚腹能结块者
是何物？若在胃结者，必食也。在肠结者，燥粪也。积块日
久，饮食仍然如故，自然不在肠胃之内，必在肠胃之外。肠
胃之外，无论何处，皆有气血。气有气管，血有血管。气无
形不能结块，结块者，必有形之血也。血受寒，则凝结成
块，血受热，则煎熬成块，竖血管凝结，则成竖条，横血管
凝结，则成横条，横竖血管皆凝结，必接连成片，片凝日
久，厚而成块。既是血块，当发烧。要知血府血瘀必发烧。
血府，血之根本，瘀则殒命。肚腹血瘀，不发烧。肚腹，血
之梢末，虽瘀不致伤生。无论积聚成块，在左肋、右肋、脐

左、脐右、脐上、脐下，或按之跳动，皆以此方治之，无不应手取效。病轻者少服，病重者多服，总是病去药止，不可多服。倘病人气弱，不任克消，原方加党参三五钱皆可，不必拘泥。

## 小儿痞块

小儿痞块，肚大青筋，始终总是血瘀为患。此方与前通窍活血汤、血府逐瘀汤，三方轮转服之，月余，未有不成功者。

## 痛不移处

凡肚腹疼痛，总不移动，是血瘀，用此方治之极效。

## 卧则腹坠

病人夜卧，腹中似有物，左卧向左边坠，右卧向右边坠，此是内有血瘀。以此方为主，有杂症，兼以他药。

## 肾泻

五更天，泄三两次，古人名曰肾泄。言是肾虚，用二神丸、四神丸等药，治之不效，常有三五年不愈者。病不知源，是难事也。不知总提上有瘀血，卧则将津门挡严，水不能由津门出，由幽门入小肠，与粪合成一处，粪稀溏，故清晨泻三五次。用此方逐总提上之瘀血，血活津门无挡，水出泻止，三五付可痊愈。

## 久泻

泻肚日久，百方不效，是总提瘀血过多，亦用此方。

## 膈下逐瘀汤方

灵脂二钱，炒　当归三钱　川芎二钱　桃仁三钱，研泥

丹皮二钱　赤芍二钱　乌药二钱　元胡一钱　甘草三钱

香附钱半　红花三钱　枳壳钱半

水煎服。

**方歌**

膈下逐瘀桃牡丹，赤芍乌药元胡甘，归芎灵脂红花壳，香附开郁血亦安。

# 下卷

## 半身不遂论叙

医家立言著书，心存济世者，乃良善之心也。必须亲治其症，屡验方法，万无一失，方可传与后人。若一症不明，留与后人再补。断不可徒取虚名，恃才立论，病未经见，揣度立方。倘病不知源，方不对症，是以活人之心，遗作杀人之事，可不畏欤？如伤寒、瘟疫、杂症、妇科，古人各有所长，对症用方，多半应手取效，其中稍有偏见，不过白玉微瑕。惟半身不遂一症，古之著书者，虽有四百余家，于半身不遂立论者，仅止数人。数人中，并无一人说明病之本源。病不知源，立方安得无错？余少时遇此症，始遵《灵枢》《素问》、仲景之论，治之无功。继遵河间、东垣、丹溪之论，投药罔效。辗转踌躇，几至束手。伏思张仲景论伤寒，吴又可著《瘟疫》，皆独出心裁，并未引古经一语。余空有活人之心，而无济世之手。凡遇是症，必细心研究，审气血之荣枯，辨经络之通滞，四十年来，颇有所得。欲公之天下，以济后人，奈不敢以管见之学，驳前人之论，另立方法，自取其罪。友人曰：真胸有确见，屡验良法，补前人之缺，救后人之难，不但有功于后世，正是前代之勋臣，又何罪之有？余闻斯议，不揣鄙陋，将男、妇、小儿半身不遂，瘫腿痿症，抽搐筋挛，得病之源，外现之症，屡验良法，难治易治之形状，及前人所论脉理脏腑经络之错误，一一绘图，申明其说，详述前后，以俟高明，再加补助，于医道岂无小补云尔。

## 半身不遂论

半身不遂，病本一体，诸家立论，竟不相同。始而《灵枢经》曰：虚邪偏客于身半，其入深者，内居荣卫，荣卫衰则真气去，邪气独留，发为偏枯。偏枯者，半身不遂也。《素问》曰：风中五脏六腑之俞，所中则为偏风。张仲景曰：夫风之为病，当令人半身不遂。三书立论，本源皆专主于风。至刘河间出世，见古人方论无功，另出手眼，云：中风者，非肝木之风内动，亦非外中于风，良由将息失宜，内火暴甚，水枯莫制，心神昏昧，卒倒无所知。其论专主于火。李东垣见河间方论矛盾。又另立论曰：中风者，气虚而风邪中之，病在四旬以后，壮盛稀有，肥白气虚者间亦有之。论中有中腑、中脏、中血脉、中经络之分，立法以本气虚外受风邪，是其本也。朱丹溪见东垣方症不符，又分途立论，言西北气寒有中风，东南气湿非真中风，皆因气血先虚，湿生痰，痰生热，热生风也。其论专主于痰，湿痰是其本也。王安道见丹溪论中有东南气湿非真中风一句，便云《灵枢》《素问》、仲景所言是真中风，河间、东垣、丹溪所言是类中风。虞天民言：王安道分真中风、类中风之说，亦未全是，四方病此者，尽因气湿痰火挟风而作，何尝见有真中、类中之分？独张景岳有高人之见，论半身不遂大体属气虚，易中风之名，著非风之论，惟引用《内经》厥逆，并辨论寒热、血虚及十二经之见症，与症不符，其方不效者，可惜先生于此症阅历无多。其余名家所论病因，皆是因风、因火、因气、因痰之论。所立之方，俱系散风、清火、顺气、化痰之方。有云气血虚弱而中风邪者，于散风清火方中，加以补气养血之药；有云阴虚亏损而中风邪者，于滋阴补肾药内，佐以顺气化痰之品。或补多而攻少，或补少而攻多，自谓攻补兼施，于心有得。今人遵用，仍然无效。又不敢议论古人之非，不曰古方不合今病，便云古今元气不同。既云方不合病，元气不同，何得伤寒病，麻黄、承气、陷胸、柴胡，应手取效，何得中风门愈风、导痰、秦艽、三化，屡用无功？总不思古人立方之本，效与不效，原有两途。其方效者，必是亲治其症，屡验之方；其不效者，多半病由议论，方从揣度，以议论揣度，定论立方，如何能明病之本源。因何半身不遂，口眼歪邪；因何语言謇涩，口角流涎，大便干燥，小便频数，毫无定见，古今混猜。以一亏损五成元气之病，反用攻发克消之方，安得不错？溯本穷源，非错于医，乃错自著书者之手。嗟乎！此何等事，而竟以意度，想当然乎哉！

## ꧁ 半身不遂辨 ꧂

或曰：半身不遂，古人风火湿痰之论，诸家层次议驳，有证据可凭乎？余曰：即以仲景《伤寒论》中风篇云，中风则令人头疼身痛，发热恶寒，干呕自汗。《金匮要略》论伤风则令人鼻塞喷嚏，咳嗽声重，鼻流清涕。中风本门又云：夫风之为病，当令人半身不遂。今请问何等风，何等中法，令人头疼身痛，发热恶寒，干呕自汗？何等风，何等中法，则令人鼻塞喷嚏，咳嗽声重，鼻流清涕？何等风，何等中法，则令人半身不遂？半身不遂若果是风，风之中人，必由皮肤入经络，亦必有由表入里之症可查。尝治此症，初得时并无发热恶寒，头疼身痛，目痛鼻干，寒热往来之表证。既无表证，则知半身不遂，非风邪所中。再者，众人风火湿痰之论立说更为含混。如果是风火湿痰，无论由外中，由内发，必归经络。经络所藏者，无非气血。气血若为风火湿痰阻滞，必有疼痛之症。有疼痛之症，乃是身痛之痹症，非是半身不遂。半身不遂，无疼痛之症。余平生治之最多，从未见因身痛痹症而得半身不遂者，由此思之，又非风火湿痰所中。

## ∽◦ 半身不遂本源 ◦∾

或曰：君言半身不遂，亏损元气，是其本源，何以亏至五成方病？愿闻其说。余曰：夫元气藏于气管之内，分布周身，左右各得其半。人行坐动转，全仗元气。若元气足，则有力；元气衰，则无力；元气绝，则死矣。若十分元气，亏二成，剩八成，每半身仍有四成，则无病。若亏五成，剩五成，每半身只剩二成半，此时虽未病半身不遂，已有气亏之症，因不疼不痒，人自不觉。若元气一亏，经络自然空虚，有空虚之隙，难免其气向一边归并，如右半身二成半，归并于左，则右半身无气；左半身二成半，归并于右，则左半身无气。无气则不能动，不能动，名曰半身不遂。不遂者，不遂人用也。如睡时气之归并，人不能知觉，不过是醒则不能翻身，惟睡醒时气之归并，自觉受病之半身，向不病之半身流动，比水流波浪之声尤甚，坐时归并，身必歪倒，行走时归并，半身无气，所以跌仆。人便云因跌仆得半身不遂，殊不知非因跌仆得半身不遂，实因气亏得半身不遂，以致跌仆。

## 口眼歪斜辨

或曰：半身不遂，既然无风，如何口眼歪斜？余曰：古人立歪斜之名，总是临症不细心审查之故。口眼歪斜，并非歪斜，因受病之半脸无气，无气则半脸缩小，一眼无气力，不能圆睁，小眼角下抽，口半边无气力不能开，嘴角上抽，上下相凑，乍看似歪斜，其实并非左右之歪斜。尝治此症，凡病左半身不遂者，歪斜多半在右；病右半身不遂者，歪斜多半在左。此理令人不解，又无书籍可考。何者？人左半身经络上头面从右行，右半身经络上头面从左行，有左右交互之义。余亦不敢为定论，以待高明细心审查再补。

又曰：口眼歪斜，尽属半脸无气乎？余曰：前论指兼半身不遂而言。若壮盛人，无半身不遂，忽然口眼歪斜，乃受风邪阻滞经络之症。经络为风邪阻滞，气必不上达，气不上达头面，亦能病口眼歪斜，用通经络散风之剂，一药而愈，又非治半身不遂方之所能为也。

下卷

## 辨口角流涎非痰饮

或曰：口角所流非痰饮乎？余曰：尝治此症，见所流尽是清水，并非稠痰。明明气虚不固津液。不明此理，试看小儿气不足时，流涎者十有八九，高年人气衰时，流涎者十有二三，再以他症互相参看，流涎者属气虚无疑。

## 辨大便干燥非风火

或曰：患半身不遂，兼大便干燥，古人名曰风燥，言其病有风有火，有是理乎？余曰：若是风火，用散风清火润燥攻下药，大便一行，风散火清，自当不燥。尝见治此症者，误用下药，下后干燥更甚。总不思平素出大恭时，并非大恭顺谷道自流，乃用气力催大恭下行。既得半身不遂之后，无气力使手足动，无气力使舌言，如何有气力到下部催大恭下行。以此推之，非风火也，乃无气力催大恭下行。大恭在大肠，日久不行，自干燥也。

## 辨小便频数、遗尿不禁

或曰：小便频数、遗尿不禁，有火有虚，有分别乎？余曰：有溺尿时玉茎内疼痛，尿一点一滴而出，兼之色红，乃是火症。若高年人，或虚弱人，尿长而痛，其色清白，乃属气虚。溺孔开张，尿流而不知，名曰遗尿。不禁者，尿欲出而人禁止不溺，尿仍自出。此专指小便自病而言。若半身不遂，兼小便频数，遗尿不禁，绝无玉茎疼痛之苦，此是气虚不固提也。

## 辨语言謇涩非痰火

或曰：说话不真，古名语言謇涩。前人论舌之本有痰有火，此理想来不错？余曰：非痰火也。舌中原有两管，内通脑气，即气管也，以容气之往来，使舌动转能言。今半身无气，已不能动，舌亦半边无气，亦不能全动，故说话不真。试看小儿气不足不能行走时，高年人气衰时，说话俱不真，是其证也。

## 辨口噤咬牙

或曰：既无风火，如何口噤咬牙？余曰：口噤自是口噤，咬牙自是咬牙，古人以口噤、咬牙混成一症，何临症粗心之甚！口噤是虚，咬牙是实。口噤是牙紧不开，咬牙是叩齿有声。在伤寒、瘟疫、杂症、妇科，有虚证口噤者，有实证咬牙者。独半身不遂，有口噤，绝无咬牙，亦有口噤太甚，下牙里收，其声如锉，似咬牙，实非咬牙，亦虚证也。如无半身不遂，又无他症相兼，忽然口噤不开，乃风邪阻滞经络，气不上达之所致，用疏通经络之剂即愈。

## 记未病以前之形状

或曰：元气既亏之后，未得半身不遂以前，有虚证可查乎？余生平治之最多，知之最悉。每治此症，愈后问及未病以前之形状，有云偶而一阵头晕者，有头无故一阵发沉者，有耳内无故一阵风响者，有耳内无故一阵蝉鸣者，有下眼皮长跳动者，有一只眼渐渐小者，有无故一阵眼睛发直者，有眼前长见旋风者，有长向鼻中攒冷气者，有上嘴唇一阵跳动者，有上下嘴唇相凑发紧者，有睡卧口流涎沫者，有平素聪明忽然无记性者，有忽然说话少头无尾、语无伦次者，有无故一阵气喘者，有一手长战者，有两手长战者，有手无名指每日有一时屈而不伸者，有手大指无故自动者，有胳膊无故发麻者，有腿无故发麻者，有肌肉无故跳动者，有手指甲缝一阵阵出冷气者，有脚趾甲缝一阵阵出冷气者，有两腿膝缝出冷气者，有脚孤拐骨一阵发软、向外棱倒者，有腿无故抽筋者，有脚趾无故抽筋者，有行走两腿如拌蒜者，有心口一阵气堵者，有心口一阵发空、气不接者，有心口一阵发忙者，有头项无故一阵发直者，有睡卧自觉身子沉者，皆是元气渐亏之症，因不痛不痒，无寒无热，无碍饮食起居，人最易于疏忽。

## 论小儿半身不遂

或曰：小儿亦有半身不遂者？余曰：小儿自周岁至童年皆有，突然患此症者少，多半由伤寒、瘟疫、痘疹、吐泄等症，病后元气渐亏，面色青白，渐渐手足不动，甚至手足筋挛，周身如泥塑，皆是气不达于四肢。古人以风治，是于此症阅历无多。

瘫痿论

或曰：元气归并左右，病半身不遂，有归并上下之症乎？余曰：元气亏五成，下剩五成，周流一身，必见气亏诸态。若忽然归并于上半身，不能行于下，则病两腿瘫痿。奈古人论痿症之源，因足阳明胃经湿热，上蒸于肺，肺热叶焦，皮毛焦悴，发为痿症，盖用清凉攻下之方。余论以清凉攻下之药，治湿热腿疼痹症则可，治痿症则不相宜。岂知痹症疼痛日久，能令腿瘫，瘫后仍然腿疼。痿症是忽然两腿不动，始终无疼痛之苦。倘标本不清，虚实混淆，岂不遗祸后人。

## 补阳还五汤  此方治半身不遂，口眼歪斜，语言謇涩，口角流涎，大便干燥，小便频数，遗尿不禁。

黄芪四两，生  归尾二钱  赤芍一钱半  地龙一钱，去土  川芎一钱  桃仁一钱  红花一钱

水煎服。

初得半身不遂，依本方加防风一钱，服四五剂后去之。如患者先有入耳之言，畏惧黄芪，只得迁就人情，用一二两，以后渐加至四两。至微效时，日服两剂，岂不是八两。两剂服五六日，每日仍服一剂。如已病三两个月，前医遵古方用寒凉药过多，加附子四五钱。如用散风药过多，加党参四五钱。若未服，则不必加。此法虽良善之方，然病久气太亏，肩膀脱落二三指缝，胳膊曲而搬不直，脚孤拐骨向外倒，哑不能言一字，皆不能愈之症，虽不能愈，常服可保病不加重。若服此方愈后，药不可断，或隔三五日吃一付，或七八日吃一付，不吃恐将来得气厥之症。方内黄芪，不论何处所产，药力总是一样，皆可用。

**方歌**

补阳还五赤芍芎，归尾通经佐地龙，四两黄芪为主药，血中瘀滞用桃红。

# 瘟毒吐泻转筋说

　　上吐下泻转筋一症，古人立名曰霍乱。宋朝太医院立方，名曰局方，立藿香正气散以治之。以邪气伤正气之病，反用攻伐正气之药，岂不愧太医之名。至我朝道光元年，岁次辛巳，瘟毒流行，病吐泻转筋者数省，京都尤甚，伤人过多，贫不能葬埋者，国家发帑施棺，月余之间，费数十万金。

　　彼时业医者，有用参术姜附见效者，便言阴寒；有用芩连栀柏见效者，则云毒火。余曰：非也，不分男妇老少，众人同病，乃瘟毒也。或曰：既是瘟毒，姜附热，芩连凉，皆有见效者，何也？余曰：芩连效在初病，人壮毒胜时。姜附效在毒败，人弱气衰时。又曰：有芩连姜附服之不效，而反有害者，何也？余曰：试看针刺而愈者，所流尽是黑紫血，岂不是瘟毒烧炼。瘟毒自口鼻入气管，由气管达于血管，将气血凝结，壅塞津门，水不得出，故上吐下泻。初得，用针刺其胳膊肘里弯处血管，流紫黑血，毒随血出而愈。或曰：所刺是何穴？请明白指示。余曰：余虽善针，不必论，是穴名曰尺泽。人气管周身贯通，血管周身亦贯通，尺泽左右四五根血管，刺之皆出血，皆可愈，尺泽上下刺之亦可愈。总之，用针所刺而愈，皆风火气有余之症，不足之症，愈针愈坏。此针灸家隐讳而不肯言也。仓卒之时，用针刺，取其捷便也。一面针刺，一面以解毒活血汤治之，活其血，解其毒，未有不一药而愈者。但此症得之最速，伤元气最快，一半日可伤生。若吐泻一两时后，或半日后，一见腿抽，便是腿上气少，一见胳膊抽，便是胳膊上

中医临床实用经典丛书（大字版）

医林改错

气少。如见眼胞塌陷，汗出如水，肢冷如冰，谩言凉药有害，即余所立解毒活血汤，亦有过无功。此时无论舌干口燥，大渴饮冷，一时饮水数碗，放心用姜附回阳汤，一付可夺命。此法非浅医所能知也。

## 解毒活血汤

连翘二钱　葛根二钱　柴胡三钱　当归二钱　生地五钱
赤芍三钱　桃仁八钱，研　红花五钱　枳壳一钱　甘草二钱

水煎服。

方歌

解毒活血连翘桃，红花归壳葛赤芍，柴胡甘草同生地，吐泻良方用水熬。

此方谓初得吐泻而言，若见汗多，肢冷，眼塌，不可用。

## 急救回阳汤　若吐泻一见转筋、身凉、汗多，非此方不可，莫畏病人大渴饮冷不敢用。

党参八钱　附子八钱，大片　干姜四钱　白术四钱　甘草三钱　桃仁二钱，研　红花二钱

水煎服。

方歌

急救回阳参附姜，温中术草桃红方，见真胆雄能夺命，虽有桃红气无伤。

解毒活血汤与急救回阳汤，两方界限分清，未有不应手而愈者。慎之！慎之！

# 论小儿抽风不是风

夫抽风一症，今人治之不效者，非今人错治，乃古方误人。古人不止论病立方误人，立病名曰抽风，风之一字，尤其误人。又因此症多半由伤寒、瘟病，或痘疹、吐泄等症，病久而抽，则名曰慢惊风。慢惊风三字，相连立名，更为可笑，不但文义不通，亦未细察病源。若真是风，风之中人，必由皮肤入经络，亦必有由表入里之证可查。既查无外感之表证，古人何得著书立方，总言是风。其所以言风者，因见其病发作之时，项背反张，两目天吊，口噤不开，口流涎沫，咽喉痰声，昏沉不省人事，以为中风无疑。殊不知项背反张，四肢抽搐，手足握固，乃气虚不固肢体也；两目天吊，口噤不开，乃气虚不上升也；口流涎沫，乃气虚不固津液也；咽喉往来痰声，非痰也，乃气虚不归原也。如不明此理，试看高年人，久病寿终时，或项强身重，或露睛天吊，或牙紧流涎，或痰声曳锯，或冷汗淋漓，一派气脱之症，明明显露。以抽风之两目天吊，口噤流涎，痰声曳锯，互相参看，则抽风之症，气虚无疑。元气既虚，必不能达于血管，血管无气，必停留而瘀。以一气虚血瘀之症，反用散风清火之方，安得不错？服散风药，无风服之则散气；服清火药，无火服之则血凝；再服攻伐克消之方，气散血亡，岂能望生？溯本穷源，非死于医，乃死于著书者之手。

每见业小儿科阅历多者，绝不误人，因抽风古方不效，见抽风则弃而不治。亦有高手，看小儿现在之症，知将来必抽风，虽无方调治，亦必告知病家，此病恐将来抽风。何以知其

中医临床实用经典丛书（大字版）

医林改错

将来必抽风？凡将欲抽风之前，必先见抽风之症，如见顶门下陷，昏睡露睛，口中摇舌，不能啼哭，哭无眼泪，鼻孔扇动，咽喉痰声，头低不抬，口噤无声，四肢冰冷，口吐白沫，胸高如碗，喘急气促，面色青白，汗出如水，不能裹乳，大便绿色，腹内空鸣，下泄上嗽，肌肉跳动，俱是抽风之兆。前二十症，不必全见，但见一二症，则知将来必抽。其中有可治者，有不可治者，并所用之方，皆开列于后。若露睛天吊，不食不哭，痰鸣气喘，病虽沉重，乃可治之症。若天庭灰色，肾子上缩，或脉微细，或脉全无，外形虽轻，乃不治之症。

## 可保立苏汤

此方治小儿因伤寒、瘟疫，或痘疹、吐泻等症，病久气虚，四肢抽搐，项背后反，两目天吊，口流涎沫，昏沉不省人事，皆效。

黄芪一两五钱，生　党参三钱　白术二钱　甘草二钱
当归二钱　白芍二钱　枣仁三钱，炒　山萸一钱　枸杞子二钱　故纸一钱　核桃一个，连皮打碎
水煎服。

此方分两，指四岁小儿而言；若两岁，分两可以减半；若一岁，分量可用三分之一；若两三个月，分两可用四分之一。又不必拘于付数。余治此症，一日之间，常有用两三付者。服至不抽，必告知病家，不可因不抽，遂不服药，必多服数付，气足方妥。

### 方歌

可保立苏故纸枣，术归芍药参芪草，山萸枸杞水煎服，一

下卷

个核桃带壳捣。

# 论痘非胎毒

夫小儿痘疹，自汉至今，著书立方者，不可胜数。大抵不过分顺险逆，辨别轻重死生，并无一人说明痘之本源。所以后人有遵保元汤，用黄芪、人参者；有遵归宗汤，用大黄、石膏者；有遵解毒汤，用犀角、黄连者。痘本一体，用药竟不相同。遇顺险之痘，查小儿壮弱，分别补泻清凉，用之皆可望生。惟一见逆症，遂无方调治，即云天数当然，此不知痘之本源故也。或曰：古人若不知痘之本源，如何见逆痘便知几天死？余曰：此非古人知痘之本源也，因看痘多，知某日见苗，某日何形，某日何色，某日何症，治之不效，至某日必死。古人知逆痘几天死者，盖由此也。如知痘之本源，岂无方调治？或曰：如君所言，痘之逆症有救乎？余曰：痘之险症，随手而愈，不足论。至于逆症，皆有本源，辨明本源，岂不可救？如余所治，闷痘不出，周身攒簇，细密如蚕壳，平板如蛇皮，不热即出，见点紫黑，周身细密无缝，紫白灰色相间，蒙头、锁口、锁项、托腮，皮肉不肿，通身水泡，不起胀行浆，不化脓结痂，见点后抽风不止，九窍流血鲜红，咳嗽声哑，饮水即呛，六七天作痒，抓破无血，七八日泄肚，胃口不开，至危之时，头不能抬，足歪不正，两目天吊，项背后反等逆症，初见之时，辨明虚实，皆可望生。明此理者，知余补前人之未及，救今人之疑难；不明此理者，妄加评论，以余言为狂妄，而不知非狂也，知痘之本源也。

不似诸家议论，出痘总是胎毒。诸书又曰：自汉以前无出痘者。既云胎毒，汉以前人独非父母所生。此论最为可笑。若依古人之论，有谓胎毒藏于脏腑，而何以未出痘以前，脏腑安然无病？有谓胎毒藏于肌肉，而何以未出痘以前，皮肤更不生疮？又有谓胎毒藏于骨髓，或因惊恐跌仆，或因伤食感冒，触动其毒，发为天花。信如斯言，因惊恐跌仆，伤食感冒，触动而发，则是自不小心。伏思出花正盛时，非止一人出花，少则一方，多则数省，莫非数省之人，同时皆不小心？此论更为无理。再见世上种痘之医，所种之痘，无论多少，无一不顺。若是胎毒，毒必有轻重，毒重者痘必险，何以能无一不顺？由此思之，如何胎毒二字，牢不可破，殊不知痘非胎毒，乃胞胎内血中之浊气也。儿在母腹，始因一点真精凝结成胎，以后生长脏腑肢体，全赖母血而成，胞胎内血中浊气，降生后仍藏荣血之中，遇天行触浊气之瘟疫，由口鼻而入气管，由气管达于血管，将血中浊气逐之自皮肤而出，色红似花，故名天花，形圆如痘，故名曰痘。总之，受瘟疫轻，瘟毒随花而出，出花必顺；受瘟疫重，瘟毒在内逗留，不能随花而出，出花必险；受瘟疫至重，瘟毒在内烧炼其血，血受烧炼，其血必凝，血凝色必紫，血死色必黑，痘之紫黑，是其证也。死血阻塞道路，瘟疫之毒，外不得由皮肤而出，必内攻脏腑，脏腑受毒火煎熬，随变生各脏逆症。正对痘科书中所言某经逆痘，不知非某经逆痘也，乃某经所受之瘟毒也。痘之顺逆，在受瘟疫之轻重。治痘之紧要，全在除瘟毒之方法。瘟毒不除，花虽少而必死。瘟毒若除，花虽多不致伤生。痘科书中，但论治胎毒，而不知治瘟毒，纵知治瘟毒，而不知瘟毒巢穴在血。若辨明瘟毒轻重，血之通滞，气之虚实，立救逆痘于反掌之间，此所谓知其要者，一言而终耳。

## 论痘浆不是血化

痘出时是红色，五六天后忽变清浆，次变白浆，次变混浆，次变黄脓，终而结痂。古人谓痘浆总是血化，若是血化，红血必能变白色。今请以血一盏试之，或以矾清，或以火熬，能使之变清水、白浆、混浆、黄脓乎？痘本血管内血中浊气，遇天行逐浊气之瘟疫，自口鼻而入于气管，达于血管，将血管中浊气与血，并气管中津液，逐之自毛孔而出，所以形圆色红，五六天后，痘中之血，仍退还血管，痘内止存浊气津液，津液清，名曰清浆。清浆为瘟毒烧炼，稠而色白，故名白浆。白浆再炼，更稠而混，故名混浆。混浆再炼，稠如疮脓，故名黄脓。将黄脓炼干而结痂。痘不行浆，皆因血不退还血管，血不退还血管，皆因血管内有瘟毒烧炼，血凝阻塞血之道路，若通血管之瘀滞，何患浆之不行？

## 论出痘饮水即呛

出痘有四五天、七八天饮水即呛者，古人论毒火壅于咽喉，列于不治之症。总是不明咽喉、左右气门之体质。舌后为喉，即肺管。喉后为咽，即胃管。咽前喉后，两边凹处，有气管两根，名左气门、右气门。舌根有一白片，其厚如钱，名曰会厌，正盖肺管、左右气门上口。人咽饮食，必以舌尖抵上腭，使会厌将肺管与左右气门盖严，饮食方可过肺管、左右气门，入后之胃管。试看人吃饭，饮食将入嗓至喉，未入咽时，或忽然冷笑，气暴上冲，会厌一开，或一粒米、一滴水，入左右气门，立刻由鼻呛出，是其证也。今瘟毒烧炼，会厌血凝，不能盖严气门，故饮水渗入即呛。食不呛者，因微微小缝，能渗水而食不能入，故不呛。化开会厌中瘀血，其呛立止。

## 论七八天痘疮作痒

痘疮作痒者，当先分明皮肤。皮是皮，肤是肤，皮肤不分，如何能明痘疮作痒之本源？如人汤烫火烧，随起一泡，其薄如纸，即是肤，肤里肉外厚者是皮。痘至六七天，瘟毒、浊气、津液尽归于皮之外，肤之内。痘窠之中，正气虚，不能达痘中行浆、化脓、结痂，以致瘟毒外不得出肤，内不得入皮，毒在皮外肤里，故作痒。医家遵《素问》"诸疮痛痒，皆属于火"之句，随用清凉之品，克伐生气，不但作痒不止，胃气转伤。有专用补气者，气愈补而血愈瘀。血瘀，气更不能外达于皮肤。此时用补气破血之剂，通开血道，气直达于皮肤，未有不一药而痒即止者。

**通经逐瘀汤**　此方无论痘形攒簇，蒙头覆釜，周身细碎成片，或夹疹夹斑，浮衣水泡，其色或紫、或暗、或黑，其症或干呕、烦躁、昼夜不眠，逆形逆症，皆是瘀血凝滞于血管，并宜用此方治之。其方中药性，不大寒大热，不大攻大下，真是良方也。

桃仁八钱，研　红花四钱　赤芍三钱　山甲四钱，炒

皂刺六钱　连翘三钱，去心　地龙三钱，去土　柴胡
一钱　麝香三厘，绢包

水煎服。

大便干燥，加大黄二钱，便利去之。

五六日后，见清浆、白浆，将麝香去之，加黄芪五
钱，将山甲、皂刺减半。至七八日后，桃仁、红花亦
减半，黄芪可用八钱。此方指四五岁而言，若一二
岁，分两可减半，若八九岁，分两可加一半。

方歌

通经甲皂麝香龙，逐瘀赤芍桃与红，连翘柴胡毒可解，便
干微用大黄攻。

## 会厌逐瘀汤　此方治痘五六天后，饮水即呛。

桃仁五钱，砂　红花五钱　甘草三钱　桔梗三钱　生地
四钱　当归二钱　元参一钱　柴胡一钱　枳壳二钱　赤
芍二钱

水煎服。

此方指五六天后呛水而言。若痘后抽风兼饮水即呛
者，乃气虚不能使会厌盖严气管，照抽风方治之。

方歌

会厌逐瘀是病源，桃红甘桔地归元，柴胡枳壳赤芍药，水
呛血凝立可痊。

## 止泻调中汤　治痘六七日后泄泻不止，或十余日
后泄泻，皆治之。

黄芪八钱　党参三钱　甘草二钱　白术二钱　当归二钱

白芍二钱　川芎一钱　红花三钱　附子一钱，制　良姜五分　官桂五分，去粗皮

水煎服。

此方指痘六七天后泄泻而言。痘后抽风兼泄泻者，亦效。不是初出痘泄泻之方。

方歌

止泻调中参草芪，术归芍药芎红随，附子良姜桂少用，气虚泄泻总相宜。

## 保元化滞汤　治痘五六日后痢疾，或白或红，或红白相杂，皆治。

黄芪一两，煎汤冲　滑石一两，末

晚服加白砂糖五钱更妙。

此方乃余之心法，不独治小儿痘症、痢疾，大人初痢、久痢，皆有奇效。然大人初痢，滑石用一两五钱，白糖一两，不必用黄芪。久痢加黄芪，滑石仍用一两五钱。

方歌

保元化滞补攻方，一两黄芪煎作汤，为末滑石须一两，冲服痢止气无伤。

## 助阳止痒汤　治痘六七日后，作痒不止，抓破无血。兼治失音声哑。

黄芪一两　桃仁二钱，研　红花二钱　皂刺一钱　赤芍一钱　山甲一钱，炒

水煎服。

此方治痘后六七日，作痒甚者，抓破无血。不是治初出痘一二日作痒之方。

方歌

助阳止痒芪桃红，皂刺赤芍山甲同，声哑失音同一治，表虚因里气不行。

**足卫和荣汤** 治痘后抽风，两眼天吊，项背反张，口噤不开，口流涎沫，昏沉不省人事，周身溃烂，脓水直流，皆治之。

黄芪一两　甘草二钱　白术二钱　党参三钱　白芍二钱
当归一钱　枣仁二钱　桃仁一钱五分，研　红花一钱五分

水煎服。

此方专治痘后抽风及周身溃烂。若因伤寒、瘟疫、杂症疾久，气虚抽风，抽风门另有专方。

方歌

足卫和荣芪草术，参芍归枣桃红扶，抽风风字前人误，服此还阳命可苏。

此方治少腹积块疼痛，或有积块不疼痛，或疼痛而无积块，或少腹胀满，或经血见时，先腰酸少腹胀，或经血一月

中医临床实用经典丛书（大字版）

医林改错

见三五次，接连不断，断而又来，其色或紫，或黑，或块，或崩漏，兼少腹疼痛，或粉红兼白带，皆能治之，效不可尽述。

更出奇者，此方种子如神，每经初见之日吃起，一连吃五付，不过四月必成胎。必须男女年岁与月合成阳数方生子。如男女两人，一单岁，一双岁，必择双月方生子。如两单岁，或两双岁，必择单月方生子。择月不可以初一为定准，以交节为定准。要知偶有经过二十日结胎者，切记准日期。倘月份不对生女，莫谓余方不验。余用此方，效不可以指屈。

道光癸未年，直隶布政司素纳公，年六十，因无子甚忧，商之于余。余曰：此易事耳。至六月，令其如君服此方，每月五付，至九月怀孕，至次年甲申六月二十二日生少君，今七岁矣。此方更有险而不险之妙。孕妇体壮气足，饮食不减，并无伤损，三个月前后，无故小产，常有连伤数胎者，医书颇多，仍然议论滋阴养血、健脾养胃、安胎保胎，效方甚少。不知子宫内，先有瘀血占其地，胎至三月再长，其内无容身之地，胎病靠挤，血不能入胎胞，从旁流而下，故先见血。血既不入胎胞，胎无血养，故小产。如曾经三月前后小产，或连伤三五胎，今又怀胎，至两个月前后，将此方服三五付，或七八付，将子宫内瘀血化净，小儿身长有容身之地，断不至再小产。若已经小产，将此方服三五付，以后存胎，可保无事。此方去疾，种子，安胎，尽善尽美，真良善方也。

下卷

## 少腹逐瘀汤

小茴香七粒，炒　干姜二分，炒　元胡一钱　没药二钱，研　当归三钱　川芎二钱　官桂一钱　赤芍二钱　蒲黄三钱，生　灵脂二钱，炒

水煎服。

方歌

少腹茴香与炒姜，元胡灵脂没芎当，蒲黄官桂赤芍药，种子安胎第一方。

# 怀胎说

### 兼记难产胎衣不下方

古人论胎在子宫，分经轮养：一月肝经养，二月胆经养，三月心经养，四月三焦养，五月脾经养，六月胃经养，七月肺经养，八月大肠养，九月肾经养。若依其论，胎至两月，自当肝经交代，胆经接班，此论实在无情无理。儿在母腹，全赖母血而成，一言可了，何必图取虚名，故作欺人之论。又如子啼门云：儿在母腹，口含脐带疙瘩，吮血养生。请问初结胎无口时，又以何物吮血养生？既不明白，何不归而谋诸妇，访问收生婆，访问的确再下笔，断不致遗笑后人。岂知结胎一月之内，并无胎衣。一月后，两月内，始生胎衣。胎衣既成，儿体已定。胎衣分两段，一段厚，是双层，其内盛血；一段薄，是单层，其内存胎。厚薄之间，夹缝中长一管，名曰脐带，下连儿脐。母血入胎衣内盛血处，转入脐带，长脏腑肢体，周身齐

中医临床实用经典丛书（大字版）

医林改错

长，并非先长某脏，后长某腑。一月小产者，并无胎衣；两月小产者，有胎衣，形如秤锤，上小下大，不过是三指长短；三月小产者，耳目口鼻俱备，惟手足有拳不分指；至月足临生时，儿蹬破胎衣，头转向下而生，胎衣随胎而下，胎衣上之血，随胎衣而下，此其长也。最关紧要是难产，古人原有开骨散，服之有效者，有不效者，其方总论活血开骨，不重用力劳乏。余每用开骨散，重加黄芪，不过一时胎即下。至胎衣不下，古人原有没竭散，始而用之，有效有不效，继而加倍用之，胎衣立下。药味要紧，分量更要紧。

## 古开骨散　治难产。

当归一两　川芎五钱　龟板八钱　血余一团，烧灰　加黄芪四两，生
水煎服。

## 古没竭散　治胎衣不下。

没药三钱　血竭三钱
为末，滚水调服。

## 黄芪桃红汤　治产后抽风，两目天吊，口角流涎，项背反张，昏沉不省人事。

黄芪八两，生　桃仁三钱，研　红花二钱
水煎服。
妇科以《济阴纲目》为最，《医宗金鉴》择其方论，纂为歌诀，令人易读易记。惟抽风一症，方不效，余已补之。

下卷

051

**古下瘀血汤** 治血鼓。何以知是血鼓？腹皮上有青筋，是血鼓腹大。

桃仁八钱　大黄五分　䗪虫三个　甘遂五分，为末冲服，或八分

水煎服。与前膈下逐瘀汤，轮流服之方安。

**抽葫芦酒** 治腹大周身肿。

自抽干葫芦，焙为末，黄酒调服三钱。若葫芦大，以黄酒入内煮一时，服酒颇效，取其自抽之义。

**蜜葱猪胆汤** 治通身肿，肚腹不大。

猪胆一个，取汁　白蜜四两，两调和一处　葱头四个，带白一寸　黄酒半斤

用酒煎葱两三沸，将酒冲入蜜胆内，服之立效。

**刺猬皮散** 治遗精，梦而后遗，不梦而遗，虚实皆效。

刺猬皮一个，瓦上焙干，为末，黄酒调，早服。实在效真难吃。

**小茴香酒** 治白浊，俗名骗白，又名下淋，精道受风，汤药全不效。

小茴香一两，炒黄为粗末，黄酒半斤烧滚，冲。停一刻，去渣服酒。

## 痹症有瘀血说

凡肩痛、臂痛、腰疼、腿疼，或周身疼痛，总名曰痹症。明知受风寒，用温热发散药不愈，明知有湿热，用利湿降火药无功，久而肌肉消瘦，议论阴亏，随用滋阴药，又不效。至此便云：病在皮脉，易于为功，病在筋骨，实难见效。因不思风寒湿热入皮肤，何处作痛。入于气管，痛必流走；入于血管，痛不移处。如论虚弱，是因病而致虚，非因虚而致病。总滋阴，外受之邪，归于何处？总逐风寒，去湿热，已凝之血，更不能活。如水遇风寒，凝结成冰，冰成风寒已散。明此义，治痹症何难。古方颇多，如古方治之不效，用：

## 身痛逐瘀汤

秦艽一钱　川芎二钱　桃仁三钱　红花三钱　甘草二钱
羌活一钱　没药二钱　当归三钱　灵脂二钱，炒　香附
一钱　牛膝三钱　地龙二钱，去土
水煎服。
若微热，加苍术、黄柏；若虚弱，量加黄芪一二两。

方歌
身痛逐瘀膝地龙，羌秦香附草归芎，黄芪苍柏量加减，要紧五灵桃没红。

**硇砂丸** 治疗瘰鼠疮，满项满胸，破烂流脓，无不应手取效。

硇砂二钱，研细　皂角子一百个　干醋一斤，前二味入醋内浸三日

入砂锅内熬之，将干，将锅底硇砂拌于皂子上，再干，以微火焙干，或以炉台上炕之。每晚嚼五粒，或八粒，一日早晚或吃两次，以滚白水送。然干则皂子过硬，为末服亦可。方内硇砂有红、白二种，余所用是红色者。未知白色硇砂功效若何。硇砂红色者，出库车北山洞中，夏令从洞中出火，人不能近前，冬令回民赤身近洞取之。《本草》言西域盐卤熬成者，误也。

**癫狂梦醒汤** 癫狂一症，哭笑不休，詈骂歌唱，不避亲疏，许多恶态，乃气血凝滞，脑气与脏腑气不接，如同作梦一样。

桃仁八钱　柴胡三钱　香附二钱　木通三钱　赤芍三钱
半夏二钱　腹皮三钱　青皮二钱　陈皮三钱　桑皮三钱
苏子四钱，研　甘草五钱
水煎服。

方歌

癫狂梦醒桃仁功，香附青柴半木通，陈腹赤桑苏子炒，倍加甘草缓其中。

## 龙马自来丹

**马钱子**八两　**地龙**八条，去土，焙干，为末　**香油**一斤

将香油入锅内熬滚，入马钱子炸之，待马钱子微有响爆之声，拿一个用刀切两半，看其内以紫红色为度，研为细末，再入前地龙末，和均，面糊为丸，绿豆大，每付吃三四分，临卧服，盐水送。若五六岁小儿，服二分，红糖水送。如不为丸，面子亦可服。如吃斋人，去地龙亦可。

治痫症，俗名羊羔风，每晚先服黄芪赤风汤一付，临卧服丸药一付，吃一月后，不必服汤药，净吃丸药，久而自愈，愈后将丸药再吃一二年，可保除根。病源记前"脑髓说"中。

## 黄芪赤风汤

**黄芪**二两，生　**赤芍**一钱　**防风**一钱

水煎服，小儿减半。

治瘫腿，多用一分，服后以腿自动为准，不可再多。

如治诸疮诸病，或因病虚弱，服之皆效。

无病服之，不生疾病。总书数篇，不能言尽其妙。

此方治诸病皆效者，能使周身之气通而不滞，血活而不瘀，气通血活，何患疾病不除。

## 黄芪防风汤　治脱肛，不论十年、八年，皆有奇效。

黄芪四两，生　防风一钱

小儿减半。水煎服。


## 黄芪甘草汤　治老年人溺尿，玉茎痛如刀割，不论年月深久，立效。

黄芪四两，生　甘草八钱

水煎服。病重一日两付。


## 木耳散　治溃烂诸疮，效不可言，不可轻视此方。

木耳一两，焙干，研末　白砂糖一两，和均

以温水浸如糊，敷之缚之。

此方与刺猬皮治遗精，抽葫芦治鼓症，义同。明此义，方可以学医。


## 玉龙膏即胜玉膏　治跌打损伤，贴之颇效。

香油一斤　白蔹　升麻　当归　川芎　连翘　银花　甲片　川乌　象皮各四钱　乳香一钱半，末　没药一钱半，末　轻粉三钱，末　冰片三分，末　麝香三分，末　白占二两

将前九味药入油内炸枯色，去渣，入官粉三盒，离火，再入乳、没、粉、片、麝，搅均，再将白占投入于内，摊贴之。此膏去官粉，即糕子药，贴破烂诸疮，其效如神。

木耳散、玉龙膏，溃烂诸疮可靠之良方也，不可轻视。

辨方效经错之源，论血化为汗之误

胞侄作砺来京，见《脏腑图记》，问曰：伯父所绘之图，经络是气管，皆本于卫总管，由卫总管散布周身，是周身经络通连，并非各脏腑长两经。侄思古人若不明经络，何以张仲景著《伤寒》，按足六经之现症，立一百一十三方，分三百九十七法，其方效者颇多？侄不解其理。余曰：尔看其首篇，细心研究，便知其方效论错之理。如首篇论足太阳膀胱经，为寒邪所伤，则令人头疼、身痛、项强、发热、恶寒、干呕、无汗，用麻黄汤治之。若诸症如前而有汗，是伤风，用桂枝汤治之。所论是足太阳经，足太阳专通两足，而不通两手。其论传经，传足六经，不传手六经。尔看初得伤寒，头疼、身痛、项强、发热、恶寒，未有两胳膊两手不疼痛发热恶寒者，用麻黄汤，亦未有周身皆愈，而独不愈两胳膊、两手者，岂不是方虽效而论经络实错之明证？若仲景以前，有人亲见脏腑，著明经络贯通，仲景著《伤寒》，必言外感寒邪入周身之经络，用麻黄汤发散周身之寒邪，一言可了。论有汗是伤风，以桂枝汤治之，以桂枝、白芍、甘草三味，然从未见治愈一人，桂枝汤所以不见效者，因头疼、身痛、发热、有汗，非伤风症也，乃吴又可所论之瘟疫也。

又问：寒邪在表，自当见头疼、身痛、发热、恶寒、无汗之表症，初得伤寒，尚未传里，如何即有作呕之里证？仲景著论，王叔和等数十人注释，并未说明表证作呕之所以然。侄实不能明白，求伯父明白指示。余始看尔不过有读书之志，而无业医之才，今据尔此问，尚有思路，将来不致粗心，轻忽人命。尔问：寒邪在表，如何有作呕之里证，余详细告汝：寒邪始入毛孔，由毛孔入皮肤，由皮肤入孙络，由孙络入阳络，由阳络入经，由经入卫总管，由卫总管横行入心，由心上行入左右气管，由左右气管上攻左右气门，故作呕，此表证所以作呕之本源也。用麻黄汤服之入胃，其药汁由津门流出，入津管，过肝，入脾中之珑管，从出水道渗出，沁入膀胱为尿；其药之气，即药之性，由津管达卫总管，由卫总管达经，由经达络，由络达孙络，由孙络达皮肤，由皮肤达毛孔，将寒邪逐之自毛孔而出，故发汗，邪随汗出，汗出邪散，故呕即止。此周身经络，内外贯通，用麻黄汤发散表邪，随汗而出之次第也。

又问：仲景论目痛、鼻干、不得眠，是足阳明胃经之表症，以葛根汤治之，其方内有葛根，仍有麻黄，此理不甚明白。余曰：寒邪由表入经络，正气将寒邪化而为热，故名曰邪热，邪热上攻头顶，脑为邪热所扰，故不得眠。目系通于脑，邪热由脑入目，故目痛。鼻通于脑，邪热由脑入鼻，故鼻干。明是邪热上攻之火症，并非足阳明胃经之表寒，用葛根而愈者，莫谓葛根是温散之品，葛根乃清散之药也。其方内用麻黄者，发散在表未化之寒邪也。此又是方效经络错之明证。

又问：仲景论胸胁痛、耳聋、口苦、寒热往来而呕，其症在半表半里，是足少阳胆经之症，用小柴胡汤治之，其方神效。侄思此症，若不在胆经，其方又神效。若在胆经，胆又居膈膜之下，其痛又在胸胁，此一段侄又不明白。余曰：尔看脏腑图，膈膜以上之血府便明白。邪热入于血府，攻击其血，故胸胁作痛；邪向血内攻，血向外抗拒，一攻一拒，故寒热往来；热灼左右气门，气上下不通，故呕而口苦；邪热上攻，故耳聋目眩；柴胡能解血府之热，热解汗自出，邪随汗解，故效甚速。此亦是方效论经错之明证。至传变多端，总不外表里虚实。尔若明伤寒，须看吴又可之《瘟疫》；若见书少，必有偏寒偏热之弊。昨晚尔当客问：古人言汗在皮肤是血，发于皮肤外是汗，言汗即血化，此理尔不解。彼时不告汝者，非谓尔当客多言，因客粗知医，并非名手，故不当客告汝。汗即血化，此丹溪朱震亨之论，张景岳虽议驳其非，究竟不能指实出汗之本源。古人立论之错，错在不知人气血是两管，气管通皮肤有孔窍，故发汗，血管通皮肤无孔窍，故不发汗。何以知血管通皮肤无孔窍？尔看生疮破流黄水者，其毒由气管而来，每日常流黄水，其皮肤不红；疮毒若在血管，初起皮肤必红，必待皮肤溃烂，所流必是脓血。尔再看瘟毒、发斑、出疹、小儿出痘，色虽红而不流血，岂不是血管通皮肤无孔窍之明证乎？

侄作砺来京，因闲谈问余，彼时是书业已刻成，故书于卷末以记之。

下卷